BEI GRIN MACHT SICH IHR WISSEN BEZAHLT

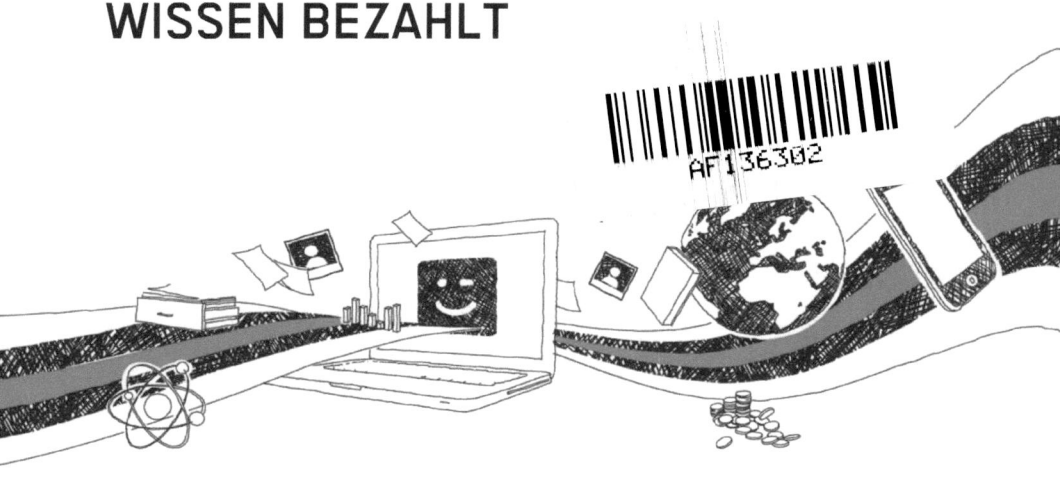

- Wir veröffentlichen Ihre Hausarbeit, Bachelor- und Masterarbeit

- Ihr eigenes eBook und Buch - weltweit in allen wichtigen Shops

- Verdienen Sie an jedem Verkauf

Jetzt bei www.GRIN.com hochladen und kostenlos publizieren

Die Burn-out-Erkrankung im Handwerk und in der Sozialen Arbeit

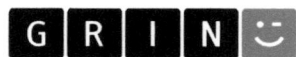

Bibliografische Information der Deutschen Nationalbibliothek:

Die Deutsche Nationalbibliothek verzeichnet diese Publikation in der Deutschen Nationalbibliografie; detaillierte bibliografische Daten sind im Internet über http://dnb.d-nb.de abrufbar.

ISBN: 9783346845658
Dieses Buch ist auch als E-Book erhältlich.

© GRIN Publishing GmbH
Nymphenburger Straße 86
80636 München

Alle Rechte vorbehalten

Druck und Bindung: Books on Demand GmbH, Norderstedt Germany
Gedruckt auf säurefreiem Papier aus verantwortungsvollen Quellen

Das vorliegende Werk wurde sorgfältig erarbeitet. Dennoch übernehmen Autoren und Verlag für die Richtigkeit von Angaben, Hinweisen, Links und Ratschlägen sowie eventuelle Druckfehler keine Haftung.

Das Buch bei GRIN: https://www.grin.com/document/1341621

Hausarbeit

Internationale Hochschule Duales Studium

Standort: Frankfurt am Main

Studiengang: Soziale Arbeit

Kurs: Soziologie/ DSSOZIO01_WiSe20

Burn-out in zwei Arbeitswelten.

Die Burn-out-Erkrankung im Handwerk und in der Sozialen Arbeit.

Abgabedatum: 23.02.2021

Inhaltsverzeichnis

1.   Einleitung..1

2.   Das Burn-out-Syndrom 3

2.1   Klinische Diagnostik...3

2.2   Eine moderne Krankheit 5

2.3   Therapie 6

3.   Die Soziale Arbeit 8

3.1   Allgemeine Beschreibung 9

3.2   Burn-out in der Sozialen Arbeit 10

3.3   Mögliche Ursachen...11

4.   Das Handwerk 13

4.1   Erklärung des Handwerks..13

4.2   Burn-out im Handwerk 15

4.3   Erkrankungsfaktoren..16

5.   Schluss..19

Literaturverzeichnis 21

Internetquellenverzeichnis..23

1. Einleitung

Das Thema Burn-out wird immer präsenter und stellt keine tabuisierte Angelegenheit mehr dar. Eher gilt das Vorweisen des Burn-outs als offizielle Anerkennung für geleistete Arbeit. Eine Burn-out-Erkrankung ist gesellschaftlich akzeptierter als eine Depression, denn an Burn-out leiden diejenigen, die viel gearbeitet haben. Sie haben sich die Erkrankung „verdient" (Schmidbauer 2012). Eine gewisse Zeit lang stand dieses Privileg allein den sozialen Berufen zu. „Nur wer entflammt war, kann ausbrennen" (Hillert 2012 S.14). Gemeint sind damit Lehrerinnen und Lehrer, Ärztinnen und Ärzte, Therapeutinnen und Therapeuten sowie Sozialarbeiterinnen und Sozialarbeiter. Alle sozialen Berufe, die sich engagiert und überdurchschnittlich um Klientinnen und Klienten kümmern. Alle sozialen Berufe, in welchen die Arbeit mehr darstellt als der reine Gelderwerb. Kennzeichnend ist zusätzlich die starke Identifikation mit den Berufszielen und dem daraus resultierenden „tiefen Fall" bei Nichterreichen der Ansprüche (Neckel 2013). Voraussetzung ist der rastlose und unermüdliche Einsatz für andere. Ursachen können im gesellschaftlichen Wandel liegen, der unermüdliche Einsatz im Beruf gilt als Belastungsfaktor. Das Burn-out ist ein Zustand unendlicher Erschöpfung, jedoch ohne allgemeingültige Definition. Lebensqualität und Leistungsfähigkeit werden herabgesetzt. 1982 wurde das Burn-out-Syndrom erstmals als psychosomatisches Phänomen im Lexikon aufgenommen. Mit diesem Einstieg stieg auch das wissenschaftliche Interesse, es wurde zunehmend als medizinische Diagnose verstanden. Das Burn-out wuchs über den Sozialbereich hinaus. Weitere Berufsbereiche beschrieben ähnliche Symptome des „Ausgebranntseins". In diesem Kontext ist das Burn-out bis heute weiterhin verankert. Die Erkrankung ist auf beruflichen Stress zurückzuführen, es ist ein begründeter Zustand der Arbeitsunfähigkeit.

In den 1970er Jahren war dieses Phänomen vermehrt im sozialen Bereich zu finden (Freudenberg 1974). 50 Jahre später lassen sich Burn-out-Erkrankungen in allen Berufsbereichen verzeichnen. Die Soziale Arbeit und das Handwerk unterscheiden sich grundlegend in vielerlei Hinsicht. Daraus resultiert die Frage, ob sich diese beiden Arbeitswelten ebenfalls in der Wahrscheinlichkeit einer Burn-out-Erkrankung differenzieren. Kennzeichnend für den sozialen Bereich ist die helfende Arbeit, welche aufgrund verschiedener Aspekte schwer messbar ist. Im Handwerk hingegen erfolgen die Dienstleistungen über materiell greifbare Ergebnisse. Es ist in der Lage, eindeutige zu verzeichnende Kennzahlen zu liefern. Erfolge sind messbar, was dem Handwerk einen Vorteil verschafft, da es, im Gegensatz zur Sozialen Arbeit, auf erledigte Arbeiten und Aufgaben blicken kann. Die folgende Hausarbeit wird sich mit eben dieser Thematik beschäftigen. Um Gemeinsamkeiten oder Unterschiede feststellen zu können, wird in einem ersten Teil grundlegend über das Burn-out-Syndrom berichtet. Dazu wird die klinische Diagnose mit

Symptomen und Ursachen erläutert, um im weiteren Verlauf sowohl die Soziale Arbeit als auch das Handwerk anhand dieser zu vergleichen. Des Weiteren wird das Burn-out im Sinne der „Modediagnose" untersucht, um eine Bedeutung für beide Berufsbereiche herauszuarbeiten (Kaschka 2011). Schließen wird der erste Teil mit den möglichen Therapieformen (Keck 2019). Der zweite Teil beschäftigt sich mit der Sozialen Arbeit. Um die Gefahr einer Burn-out-Erkrankung verorten zu können, wird die Profession im Allgemeinen beschrieben. Aus den Handlungen der Sozialen Arbeit lassen sich die Faktoren bestimmen, welche ausschlaggebend für das Burn-out sind. So kann die Wahrscheinlichkeit erarbeitet werden, welcher sozial Arbeitende ausgesetzt sind, wenn es um das Risiko einer Burn-out- Erkrankung geht. Ein ähnliches Vorgehen wird für das Handwerk angewandt. Dieses wird zunächst allgemein beschrieben, um einen Einblick zu erhalten, worum es sich beim Handwerk handelt und worauf der Fokus liegt. In diesem Berufsbereich wird ebenfalls eine Einschätzung des Erkrankungsrisikos vorgenommen. Dies geschieht anhand der zuvor erarbeiteten Faktoren und Ursachen aus dem ersten Teil der Hausarbeit. Die Arbeit endet mit einem Fazit. Hier wird abschließend die Frage behandelt, welche Berufsgruppe als gefährdeter anzusehen ist. Zusätzlich werden die Unterschiede zusammengefasst, welche ausschlaggebend für dieses Ergebnis sind.

2. Das Burn-out-Syndrom

Die ursprüngliche Überlebensstrategie „Stress" ist heutzutage oftmals der Auslöser für eine arbeitsspezifische psychische Erkrankung: das Burn-out-Syndrom (Lövelt 2013, S.45). Die psychische Gesundheit ist jedoch ausschlaggebend für die Lebensqualität eines Individuums. Um die Grundsteine für die weiteren Kapitel dieser Hausarbeit zu legen, wird in folgenden Kapiteln das Burn-out-Syndrom als Krankheit erklärt. Ebenso werden mögliche Einflussfaktoren genannt um den weiteren Verlauf beleuchten zu können. Die Wichtigkeit des Burn-outs als Krankheit wird durch verschiedene Statistiken in einem letzten Kapitel zu dem Thema „Burn-out-Syndrom" belegt.

2.1 Klinische Diagnostik

„Burn-out, Burnout, das oder der" (Bibliographisches Institut, 2020). Im Duden ist der Begriff „Burn-out" seit 2009 verzeichnet und beschreibt als dritte Bedeutung im psychologischen Gebrauch ein „Syndrom des Ausgebranntseins, der völligen psychischen und körperlichen Erschöpfung" (Bibliographisches Institut, 2020). Der Begriff leitet sich aus dem Englischen ab, „to burn out" wird übersetzt mit „ausbrennen".

Das Burn-out-Syndrom wird in der elften Revision der Internationalen Klassifikation von Krankheiten (ICD-11), welche ab dem Jahr 2022 in Kraft treten wird, als berufliches Phänomen beschrieben. Somit ist das Burn-out zu diesem Zeitpunkt (Mai 2019) keine Krankheit, sondern ein Risiko, findet sich jedoch im Kapitel „Faktoren, die den Gesundheitszustand oder den Kontakt mit Gesundheitsdiensten beeinflussen" (WHO 2019) wieder. Laut dem ICD-11 ist das Burn-out eine Folge von chronischem Arbeitsstress ohne erfolgreiche Behandlung. Das Syndrom wird durch drei verschiedene Dimensionen gekennzeichnet; Zum einen das Gefühl der Energieverarmung beziehungsweise der Erschöpfung, zweitens die wachsende Distanz zum Arbeitsplatz auf mentaler Ebene und/oder einem negativen Gefühl in Zusammenhang mit dem Beruf und drittens eine eingeschränkte berufliche Wirksamkeit. Das Burn-out beschreibt spezielle Phänomene in einem beruflichen Verständnis und ist allein auf dieser Ebene anzuwenden; eine Beschreibung anderer Lebensbereiche durch das Burn-out ist nicht vorzuhalten. Seit Juni 2019 ist das Burn-out-Syndrom jedoch durch die World Health Organization als offizielle Krankheit anerkannt, weiterhin nur in einem beruflichen Zusammenhang (Pfeiffer 2019).

Das Burn-out-Syndrom lässt sich als eine „Vorstufe" der Stressdepression sehen. Ursprünglich beschrieb der Begriff eine Erschöpfungsdepression, bestehend aus der Dauerbelastung des Berufes. Merkmale des Burn-outs sind ein Energieverlust, eine Reduzierung der Leistungsfähigkeit, eine einhergehende Gleichgültigkeit sowie Zynismus und/oder Unlust gegenüber langjährigem Engagement und hervorragenden Leistungen. Grundlage für die Krankheit ist das andauernde Anhäufen von Stress über viele Jahre hinweg (Keck, 2019, S.5). Zu den oben genannten Merkmalen kommen nicht selten körperliche Symptome hinzu. Diese äußern sich in verstärktem Schwitzen, Schwindel, Kopfschmerzen, Magen-Darm-Problemen und Muskelschmerzen. Besonders häufig treten Schlafprobleme auf. Das Burn-out-Syndrom kann sich weiterhin zu einer schwergradigen Depression entwickeln. Trotz vieler verschiedener psychischer Symptome lassen sich vier Hauptkennzeichen herausarbeiten. Diese sind: die Erschöpfung, ein dauerhaftes Gefühl der körperlichen und emotionalen Entkräftung, der Zynismus, im Sinne einer Gleichgültigkeit gegenüber der beruflichen Tätigkeit, die Ineffektivität, sich äußernd in einem Versagensgefühl sowohl im Beruf als auch im privaten Bereich sowie ein Vertrauensverlust in eigene Fähigkeiten. Die Ohnmacht, ein Gefühl von Hilflosigkeit und Kontrollverlust macht sich breit (Keck, 2019, S.6). Ein Burn-out-Syndrom lässt sich unter Einbeziehung verschiedener Untersuchungen diagnostizieren. Wichtige Abklärungen finden hier im psychiatrischen-psychosomatischen, neurologischen, radiologischen und internistischen Bereich statt. Vor der Diagnose müssen ebenfalls andere Ursachen für die Erschöpfung ausgeschlossen werden, beispielsweise können Erschöpfungszustände ebenfalls durch eine entzündliche Erkrankung oder eine Stoffwechselkrankheit begünstigt werden. Neben den Symptomen des Burn-out-Syndroms lassen sich auch die diverse, das Burn-out verursachende, Risikofaktoren aufzählen. Hierzu gehören im Bereich des Arbeitsplatzes die Arbeitsüberlastung, der Zeitdruck, unerreichbare und unrealistische Ziele, welche sowohl vorgegeben als auch selbst gestellt sein können. Des Weiteren ist der Kontrollverlust ein Risikofaktor in der Entstehung eines Burn-outs; hier wird der mangelnde Einfluss auf die Arbeitsgestaltung sowie einzelne Abläufe und Aufgaben beschrieben. Zusätzlich fehlt die Wertschätzung - der Betroffene erhält keine Anerkennung durch eine Rückmeldung. Auch mangelnder Zusammenhalt, also das Fehlen einer Gemeinschaft wirkt sich zu Gunsten des Burn-outs aus, ebenso wie eine nicht vorhandene Fairness im Berufsalltag. Müssen Aufgaben erledigt werden, welche nicht dem eigenen Wertesystem entsprechen und somit auf eine innere Ablehnung stoßen, entsteht ein Wertekonflikt, welcher sich ebenfalls positiv auf das Entstehen eines Burn-outs auswirken kann. Ein letzter Risikofaktor stellt eine unscharfe Grenze zwischen dem Beruf beziehungsweise dem Arbeitsleben und dem Privatleben dar. Besonders ausschlaggebend für die Verschmelzung beider Lebensbereiche ist hier die ständige Erreichbarkeit durch das Mobiltelefon oder das Internet, in diesem Sinne bezogen auf die dauerhafte Möglichkeit, Mails zu empfangen, zu lesen und zu beantworten. Diese Risikofaktoren ermöglichen im weiteren Verlauf eine Gegenüberstellung der Berufsbereiche des Handwerks und der Sozialen Arbeit.

Neckel beschreibt das Burn-out-Syndrom zusätzlich als ein subjektives soziales Leiden (Neckel 2014). Die gesellschaftlichen und wirtschaftlichen Erwartungen und Anforderungen an ein Individuum zwingen dieses zu einem erhöhten Einsatz im Beruf. Eine permanente Leistungssteigerung wird erwartet beziehungsweise vorausgesetzt. Es findet auch im privaten Raum eine Verbetrieblichung statt. Alle Abläufe und Vorhaben müssen selbst geplant werden, dürfen jedoch nicht mit dem Beruf kollidieren, welcher eine ständige Einsatzbereitschaft fordert. Es kommt zu wirtschaftlichen und beruflichen Wettbewerben, die Einzug in das Sozialleben halten. Der Wettbewerb wird als Methode eingesetzt, um Leistungen weiter zu steigern und Ressourcen effektiv einzusetzen. Das Konkurrenzdenken spornt zusätzlich den persönlichen Einsatz an. Arbeitnehmerinnen und –nehmer geraten in einen Kampf um die beste Position, um Anerkennung und finanzielle Mittel. Diese Position muss erreicht und gehalten werden – ein Kampf ohne erkennbaren Erfolg.

2.2 Eine moderne Krankheit

Psychische Erkrankungen entwickeln sich zu einer Hauptursache für die Arbeitsunfähigkeit (Radtke 2019). Zu den psychischen Erkrankungen zählt auch das Burn-out Syndrom. Beschrieben wird durch diesen Begriff ein Zustand vollkommener geistiger und körperlicher Erschöpfung. Vor Anerkennung dieser Krankheit durch ihre zunehmende Relevanz war das Burnout als „Mode-erkrankung" verschrien. Die zahlreichen Arbeitsunfähigkeitsbescheinigungen bedingt durch das Burn-out Syndrom geben jedoch Anlass zur Forschung (Kaschka 2011). Da keine verbindlichen Definitionen oder diagnostische Instrumente für das Syndrom zur Verfügung stehen, wundert es nicht, dass es zu Überschneidungen mit einer Depression kommt. Eine Depression und das Burn-out Syndrom sind aufgrund vieler Ähnlichkeiten schwer zu unterscheiden.

Das Burn-out-Phänomen lässt sich auf eine lange Geschichte zurückführen. Erste Beschreibungen lassen sich bereits im Alten Testament finden: Zweites Buch Mose (Exodus) Kapitel 18, Vers 17-18. Pfarrerinnen und Pfarrer leiden unter der „Elias-Müdigkeit" (Schall 1993). „To burn out" findet bereits in Shakespeares Werken Ende des 16. Jahrhunderts Verwendung. 1974 verwendete der Psychoanalytiker Herbert J. Freudenberg den Burn-out-Begriff nach heutiger Definition erstmalig um einen physischen und psychischen Abbau zu beschreiben. Dieses Phänomen war vermehrt bei ehrenamtlichen Mitarbeiterinnen und Mitarbeitern zu finden. Bäuerle beschrieb eine Reduktion von psychischer Belastbarkeit in den 1960er Jahren, ohne speziell von dem Burn-out Syndrom zu sprechen (Bäuerle 1969). Diese Beschreibung ist von den gesellschaftskritischen Haltungen der spezifischen Jahre geprägt. Den Grund für „das Ausbrennen" in den 1970er und -80er Jahren sieht Farber an dem Scheitern an „unrealistisch hohen altruistischen Zielsetzungen" (Farber 2000). Die Betroffenen ließen sich zumindest oberflächlich als Idealisten bezeichnen, während die Gründe für ein Burn-out in der heutigen Zeit im externen Druck liegen. Betroffene setzen sich den eskalierenden Ansprüchen anderer aus, um diese zu erfüllen oder in intensiver Konkurrenz besser als andere zu sein. In einem zwölfstufigen Burn-out-Phasenmodell nach Freudenberg sehen die ersten Phasen einen Zwang sich zu beweisen, einen verstärkten Einsatz und die Vernachlässigung der eigenen Bedürfnisse vor, was die Annahme von Farber stützt. Auch Burisch erstellt verschiedene Symptome unter Berücksichtigung verschiedener Veröffentlichungen. Daraus resultiert, dass eine genaue Analyse des Burn-out sehr komplex scheint. In bereits 60 Berufen wurde das Syndrom beschrieben. Trotz vielfältiger Literatur fehlt eine präzise Unterscheidung bei genetisch bedingten, moderierenden, auslösenden und sich fortsetzenden Faktoren (Burisch 2010). Hier rückt der besser erforschte berufliche Stress in das Blickfeld (MacNeill 1982). Daraus entwickelte sich eine Erklärung für die Entwicklung des Burn-outs. Voraussetzungen sind hier das Zusammenspiel aus persönlichkeitsbedingten und umweltbedingten Faktoren. Aus Sicht der Medizin lässt sich das Burn-out-Syndrom als ein nicht fertiges Konzept mit Überschneidungen einer Depression beschrieben.

Die zunehmenden Arbeitsunfähigkeitsbescheinigungen aufgrund einer psychischen Erkrankung zeigen die Bedeutung einer Ausdifferenzierung der Diagnose. Das Burn-out ist als arbeitsbezogenes Syndrom zu verstehen, aufgrund der Überschneidungen mit anderen Messgrößen jedoch schwer zu diagnostizieren (Jaggi 2019). Es existiert keine allgemeingültige Definition dieses Begriffes, sodass zur Diagnose nur Symptomkataloge herangezogen werden können. Unklare Zusammenhänge mit anderen Krankheitsbildern sowie Unwissen über psychosoziale Folgen für Betroffene sind die Folge. Heutzutage ist das Burn-out Syndrom am meisten bei Männern mittleren Alters mit einem hohen sozioökonomischen Status verbreitet, in unteren und mittleren Schichten dagegen eher bei Jüngeren und Frauen. Damit ist es nicht nur eine Krankheit der Besserverdienenden (Neckel 2014). Das Health Technology Assessment (HTA) hat in diesem Zusammenhang Aufgaben in drei verschiedenen Themenbereichen beschrieben. Von Bedeutung sind demnach medizinische, ökonomische und ethische Forschungsfragen. Aus den Recherchen geht hervor, dass es bis jetzt kein standardisiertes Diagnoseverfahren gibt (Korczak 2010). Das Burn-out als Krankheit lässt sich somit bedingt als „Modeerscheinung" bezeichnen. Das häufigere Auftreten sowie die Unklarheit über Art und Umfang der Diagnosestellung werden dieser Bezeichnung gerecht. Verschiedene Aufzeichnungen über ähnliche Erschöpfung zeigen jedoch die lange Historie des Burn-outs auf, sodass dem Syndrom lediglich die Bedeutung fehlt, welcher es bedarf um ausreichende Forschungen zu betreiben.

2.3 Therapie

Die Auswirkungen des Burn-out-Syndroms auf die Betroffenen sind vielfältig. Die Konsequenzen reichen von einer anhaltenden Arbeitsunfähigkeit bis hin zum Verlust des Arbeitsplatzes. Da Burn-out als berufliche Krankheit gilt, wird nicht weiter auf die Einbußen im Privatleben eingegangen. Ursache ist langanhaltender Stress, der eine Einschränkung der

Lebensqualität zur Folge hat. Eine erste Maßnahme um der Erkrankung entgegen zu wirken ist somit die Reduzierung des Stresses. Diverse Burn-out-Ratgeber geben Ratschläge wie eine Unterscheidung in realistische und unrealistische Ansprüche an das eigene Selbst sowie die pauschale Reduzierung des Perfektionismus oder des Stresses. Zur Bekämpfung des Burn-outs gibt es die guten Ratschläge, Coaching, Verhaltenstraining und Psychotherapie. Primäres Ziel ist die Optimierung der Stressbewältigungskompetenzen. Idealerweise geschieht dies präventiv. Freudenberg hat zu diesem Aspekt verschiedene Vorschläge der Burn-out-Prävention formuliert (Freudenberg 1974). Diese beziehen sowohl eigene Möglichkeiten als auch betriebliche Optionen mit ein. So beschreibt Freudenberg als ersten Präventionsversuch ein Trainings- und Eingewöhnungsprogramm für neue Mitarbeiterinnen und Mitarbeiter in einer Einrichtung. Des Weiteren gilt es, eigene Ansprüche zu klären, in realistische und unrealistische zu unterscheiden. Ein gelegentliches Wechseln des Arbeitsbereiches kann ebenfalls hilfreich sein um ein Burn-out vorzubeugen. Wichtig ist die Begrenzung der Arbeitsstunden, es sollte eine klare Abgrenzung zwischen dem Beruf und der Freizeit gezogen werden. Der Urlaub sollte klar geregelt sein, um dem eigenen Anspruch nach Auszeit gerecht zu werden. Kollegialität im Beruf sollte gepflegt werden, um den Arbeitsalltag angenehmer zu gestalten und soziale Kontakte zu behalten. Um die Belastungen durch den Beruf in Grenzen zu halten und nicht alleine dem Druck ausgesetzt zu sein, ist ein stetiger Austausch mit Mitarbeiterinnen und Mitarbeitern ratsam. Verschiedene Workshops können die Arbeitsroutine unterbrechen und somit einen Ausgleich schaffen. Zusätzlich dienen Workshops der Weiterbildung, was den beruflichen Alltag erleichtern kann. Der Betrieb kann die Zahl der Angestellten erhöhen, um die bereits angestellten Arbeiternehmerinnen und Arbeitnehmer zu entlasten. Ebenfalls einen präventiven Aspekt stellt ein sportliches Training zur Erhöhung der eigenen Fitness und somit der Verbesserung der Gesundheit dar (Freudenberg 1974).

Präventive Ansätze eignen sich jedoch nur zur Vorbeugung einer Burn-out-Erkrankung. Ist ein solches Syndrom bereits diagnostiziert, bedarf es bei der Behandlung eines ganzheitlichen Konzepts. Dieses Konzept umfasst verschiedene Psychotherapieansätze, darunter fallen eine kognitive Verhaltenstherapie, eine psychodynamische Therapie und/oder eine Gesprächstherapie (Keck 2019). Die Zusammenstellung der Therapie erfolgt auf die Bedürfnisse der Betroffenen abgestimmt. Je nach den individuellen Beschwerden können zusätzlich körperorientierte oder kreativtherapeutische Verfahren sowie Entspannungsverfahren und/oder ein Stressbewältigungstraining in die Behandlung mit einfließen. Die Burn-out-Erkrankten erhalten einen exklusiven Therapieplan, der einer ständigen Anpassung und Reflexion bedarf. Der persönliche Therapieplan wird in Kooperation mit den betreffenden Patienten erstellt. Zusätzlich gibt es eine Reihe aktiver und passiver Stressbewältigungsverfahren. Dazu gehören ein aktives Stressbewältigungstraining, ein autogenes Training, eine progressive Muskelentspannung, ein Biofeedback beziehungsweise ein Neurofeedback, Tai-Chi sowie Qigong oder eine Craniosacraltherapie. Weitere Möglichkeiten sind Massagen und Fußreflexzonenmassagen, Hydro- und Aromatherapien, Akupunktur, Neuraltherapien oder Pilates. Die verschiedenen Behandlungsoptionen sind vielfältig und stets individuell zu veranlassen. In einzelnen Fällen sind auch psychoanalytische oder tiefenpsychologische Therapien sowie eine medikamentöse Therapie sinnvoll. Die Betroffenen des Burn-outs müssen sich in jedem Fall eine Stressresilienz aneignen. Dem krankmachenden Stress steht ein Achtsamkeitsempfinden entgegen, welches wieder erlernt werden kann und muss. Es gilt, schützende Faktoren im eigenen Verhalten und in der Arbeitsfeldgestaltung aufzubauen. Diese Schutzfaktoren können sowohl dem Burn-out als auch einem Rückfall vorbeugen. Keck formuliert hierzu elf verschiedene Bestandteile in seiner Burnout-Broschüre (Keck 2019, S.37)). Diese sehen zunächst ein individuell abgestimmtes Arbeitspensum vor. Des Weiteren braucht es einen ausgeglichenen Wechsel zwischen Herausforderung, Anspannung und Entspannung. Unrealistische Ziele und eigene Erwartungen müssen korrigiert werden, um sich dem dadurch entstehenden Druck nicht auszusetzen. Das Individuum sollte sich eine Einflussnahme und Kontrollmöglichkeit schaffen, um Arbeit und deren Inhalte beeinflussen und regeln zu können. Belohnung, Anerkennung und Wertschätzung sowohl am Arbeitsplatz als auch im Privatleben sind von Bedeutung bei einer Resilienz. Ebenfalls spielen der Gemeinschaftssinn, Respekt und soziale Gerechtigkeit, der Teamgeist, die kollegiale Unterstützung und Hilfe als Faktoren einer Resilienzentwicklung eine zentrale Rolle. Die Arbeit sollte dem Individuum einen persönlichen Sinn geben und klare Werte vermitteln. Es sollte eine klare Trennung zwischen dem Beruf, der Arbeitswelt und dem Privatleben geben. Der Verzicht auf die ständige Erreichbarkeit durch das Mobiltelefon oder E-Mails können ebenfalls schützend gegen den chronischen Stress wirken. Als letzten Punkt führt Keck ausreichenden Schlaf sowie Bewegung und eine gesunde Ernährung auf (Keck 2019, S. 37). Neben den zahlreichen Behandlungsmethoden gibt es somit vielfältige Präventionsvarianten. Daraus lässt sich ableiten, dass eine Burn-out-Erkrankung nach heutigem Stand der Medizin gute Behandlungsmöglichkeiten bietet. Ebenso kann sich eine persönliche Resilienz angeeignet werden, um keinen weiteren Bedarf nach einer Behandlung zu entwickeln.

3. Die Soziale Arbeit

Soziale Arbeit versteht sich als Praxis, als Profession, als Studium und als Wissenschaft. Auch wenn die Frage nach der spezifischen Tätigkeit der sozial Arbeitenden schwer zu beantworten scheint, so nimmt die Soziale Arbeit einen unverzichtbaren Stellenwert in der Gesellschaft ein (Erath 2016). In dieser Hausarbeit wird aufgrund der Thematik nur auf den praktischen Aspekt

Bezug genommen. Die allgemeine Beschreibung der Tätigkeiten in der Sozialen Arbeit dienen der späteren Verortung in den möglichen Ursachen bei einer Burn-out-Erkrankung.

3.1 Allgemeine Beschreibung

Die Soziale Arbeit scheint bereits schon immer dagewesen zu sein, sie stellt eine weiterentwickelte Form des menschlichen Helfens dar. Im Mittelalter (6. bis 15.Jahrhundert) waren die Armen und das Almosengeben Fokus der „Sozialen Arbeit". In der Neuzeit, Beginn des 16.Jahrhunderts, rückte das Betteln in ein schlechtes Licht. Statt die Almosen zu gewähren war es nun Ziel, das Betteln durch Arbeit in Zuchthäusern zu beseitigen. Die Armenpflege oder Armenfürsorge sorgte für arbeitende statt bettelnde Arme. Während der industriellen Revolution zog sich der Staat aus der Armenfürsorge zurück, sodass freie gesellschaftliche Hilfsorganisationen an deren Platz traten. Zunehmende soziale Phänomene wie Verwahrlosung und Kriminalität unter Kindern und Jugendlichen zwangen den Staat jedoch zu einem erneuten Eingreifen. Dieses Mal unter dem Aspekt der Fürsorgeerziehung. Zu Beginn des 20.Jahrhunderts entwickelten sich verschiedene pädagogische Bewegungen, welche ihren Fokus verstärkt auf präventive Maßnahmen im Bereich der Kinder- und Jugendarbeit legten. Die sozialpädagogischen Reformbewegungen wurden zu einer eigenständigen Institution neben der Schule und der Familie. Hier sollte zusätzlich eine staatliche und gesellschaftliche Erziehung stattfinden (Erath 2016). In den 1960er Jahren, nach Ende des dritten Reichs, wurden Gruppen aller Lebenslagen und Lebensalter laut. Nicht nur Kinder und Jugendliche bedürfen einer ständigen Bewusstseinsbildung, sondern alle Altersgruppen. Mit Blick auf die Lebensbewältigung und –gestaltung kam es zu einer „Sozialpädagogik der Lebensalter" (Böhnisch 2012). In den 1980er Jahren kristallisierte sich heraus, dass eine einheitliche soziale Hilfe unter dem Bezugspunkt der sozialen Integration nicht mehr ausreichend war. Die heutige Gesellschaft braucht eine Soziale Arbeit, die ohne einheitliche Normen wie Ehestand, Familie oder Beruf agiert. Dynamische Hilfen sollen Einzelnen die Chance geben, eigene Wege und Ziele zu verfolgen und trotzdem auf eine Absicherung gegen eventuelle Risiken vertrauen zu können (Erath 2016). Heutzutage stellt die Soziale Arbeit einen nicht wegzudenkenden Teil des Sozialstaats dar. Aufgabe der Sozialen Arbeit ist eine dienstleistende Intervention im Sozialstaat. Defizite sollen durch die Vermittlung von Kompetenzen gemildert oder kompensiert werden, welche die Betroffenen dazu befähigen, eigene Nachteile auszugleichen, es soll Hilfe zur Selbsthilfe geleistet werden. Die spezifischen Aufgaben der Sozialen Arbeit lassen sich in drei verschiedene Strategien kategorisieren: die Intervention, die Prävention und die Gesellschaftskritik. Die intervenierende Strategie dient dazu, soziale Probleme vor allem konkret und zügig zu lösen. Die Prävention weist darauf hin, dass die Soziale Arbeit ihr praktisches Wissen über die Ursachen von Problementstehungen nutzen soll, um derartige nicht entstehen zu lassen. Falls diese Maßnahmen nicht ausreichen, um die Ursachen von sozialen Problemen zu erfassen, so bedarf es der Kritik an gesellschaftlichen Strukturen.

Diese Strategien beschreiben oberflächlich die Handlungen der Sozialen Arbeit. Jedes Arbeitsfeld der Sozialen Arbeit bedarf einer eigenen Ausdifferenzierung, zusätzlich müssen Art und Weise der Handlungsmethoden beschrieben werden. Die Arbeitsfelder der Sozialen Arbeit sind vielfältig. Sie wird tätig im Bereich der Kinder- und Jugendhilfe, welcher sich weiter untergliedert in die Jugendsozialarbeit, in die offene Jugendarbeit, in die Jugendkulturarbeit, in die mobile Jugendarbeit/Streetwork etc. Ein weiteres Arbeitsfeld stellt die Erziehungs- und Familienhilfe dar. Diese ist im achten Sozialgesetzbuch geregelt und umfasst Bereiche wie die ambulante Erziehungshilfe, den Kinder- und Jugendschutz, die Vollzeitpflege etc. Auch die Erwachsenenbildung stellt ein Arbeitsfeld der Sozialen Arbeit dar. In diesem Bereich lassen sich die betriebliche Sozialarbeit, die tatsächliche Erwachsenenbildung im Sinne von beispielsweise Weiterbildungen und die feministische Sozialarbeit verorten. Ebenfalls zu der Sozialen Arbeit lässt sich die Altenhilfe zählen. Hierbei geht es um ambulante Altenhilfe, Hospizarbeit, offene Altenarbeit und stationäre Altenhilfe. Ein weiterer Bereich ist die Gefährdetenhilfe beziehungsweise die Resozialisierung. Die Soziale Arbeit setzt sich in der Bewährungshilfe oder der Straffälligenhilfe ein, in der Jugendgerichtshilfe, in der Schuldnerberatung und in der Wohnungslosenhilfe. Des Weiteren gibt es die Arbeit im Gesundheitsbereich beziehungsweise in der Rehabilitation, die Bearbeitung der Fragen nach Armut und Ausgrenzung, eine internationale und interkulturelle Soziale Arbeit, sowie sozialraumorientierte Soziale Arbeit und die Sozialwirtschaft. Zu Veranschaulichungszwecken und mit Blick auf den Umfang der Hausarbeit, wird fortan mit dem Arbeitsfeld der Kinder- und Jugendhilfe gearbeitet.

3.2 Burn-out in der Sozialen Arbeit

Freudenberg beschrieb das Burn-out-Phänomen erstmals im Bereich der helfenden Berufe. Ursache für ihn war das selbstlose Einsetzen für andere und die Überlastung durch eine soziale Tätigkeit (Elsässer 2013). Damit lenkte er den Fokus weg von Personen mit einer schwierigen Vergangenheit oder geringer psychischer Belastbarkeit, wie es bei vielen psychischen Erkrankungen der Fall ist oder zumindest angenommen wird. Freudenberg stellte zusätzlich fest, dass das Burn-out-Syndrom für ihn keine Neurose oder eine seelische Erkrankung sei, sondern schlichtweg eine Überforderung ohne direkte Schuld des Betroffenen. Zwar erleiden viele Personengruppen in verschiedenen Berufen ein Burn-out, somit gelten alle als potenziell gefährdet, jedoch wird das Syndrom hauptsächlich in helfenden, erziehenden und Dienstleistungsberufen diagnostiziert, sowie im Management und in den Kreativberufen (Burisch 2010).

Im Jahre 2018 wurde eine Studie bezüglich der Berufsgruppen erhoben, welche die meisten Arbeitsunfähigkeitstage aufgrund einer Burn-out-Erkrankung aufweisen (Radtke 2020). Diese bezieht sich lediglich auf die Mitglieder der AOK. An dritter Stelle sind die Berufe in der Altenpflege ohne Spezialisierung zu finden. Mit 267,5 Tagen je 1.000 Mitglieder werden die Altenpflegeberufe nur von den Aufsichts- und Führungskräften im Verkauf (308,3) und den Berufen im Dialogmarketing (290,3) überboten. Die Studie bezieht zehn verschiedene Berufsbereiche in ihre Statistik mit ein, fünf dieser zehn Berufe sind aus dem direkten Bereich der sozialen Arbeit. Berufe in der Sozialarbeit und in der Sozialpädagogik stehen mit 243,3 Arbeitsunfähigkeitstagen je 1.000 Mitglieder an der sechsten Stelle. Sieben dieser zehn Berufe liegt eine helfende Absicht zugrunde. Daraus erschließt sich, dass Freudenberg mit seiner Annahme, dass Burn-out-Erkrankungen nur bei helfenden Tätigkeiten zu finden seien, bedingt Recht hatte. Die Statistik zeigt, dass dieses Phänomen jedoch nicht ausschließlich im sozialen Bereich zu finden ist. Trotzdem wird die Bedeutung dieser Thematik hervorgehoben. Stress ist in allen Arbeitsfeldern zu finden, eine Berufsgruppe hat nicht alleiniges Anrecht auf diese Diagnose. Die Soziale Arbeit bietet jedoch verschiedene Ursachen, die eine solche Erkrankung begünstigen.

3.3 Mögliche Ursachen

Die Ursache einer Burn-out-Erkrankung liegt meist in arbeitsbedingtem Stress. Somit stellt sich die Frage, wie dieser Stress begründet ist. Laut Freudenberg (1974) liegen die Ursachen für das stressbedingte Burn-out in der Sozialen Arbeit in dem selbstlosen Einsatz, welcher von Sozialarbeitenden gezeigt wird (Freudenberg 1974). Sozialarbeitende setzen sich unermüdlich für ihre Klientinnen und Klienten ein, um Fortschritte und Ergebnisse verschiedenster Art zu erreichen.

Im Bereich der Kinder- und Jugendhilfe, welcher als Beispiel gewählt wird, geht es spezifisch nur um die Subfelder, welche die Kinder und Jugendlichen bei der Persönlichkeitsentwicklung und Sozialisation unterstützen. Zusätzlich soll in diesem signifikanten Arbeitsbereich der Erwerb von sozialen und personalen Kompetenzen begünstigt werden (Erath 2016). Die mobile Jugendarbeit beziehungsweise das Streetwork lässt sich in der Kinder- und Jugendhilfe verorten. Dies lässt sich weiter ausdifferenzieren. In der mobilen Jugendarbeit gibt es unterschiedliche Angebote wie zielgruppenspezifische Maßnahmen und Projekte. Die dazu benötigten Methoden, Techniken und Prinzipien sehen die Beratung, die Betreuung, die Gruppenarbeit, die Sozialraumorientierung und die Bildungsarbeit vor. Des Weiteren bedarf es der Orientierung und der Information, sowie der Unterstützung als Kompetenzen der Sozialarbeitenden. Wichtig ist die Freizeitgestaltung in der Sozialen Arbeit sowie die Niedrigschwelligkeit des Angebotes. Zusätzlich ist zu beachten, dass Angebote und Projekte der mobilen Jugendarbeit eine aufsuchende Arbeit sind, die sowohl die Freiwilligkeit als auch die Unverbindlichkeit zum Merkmal haben. Die Zielgruppen sind, wie der Arbeitsbereich schon beschreibt, Kinder und Jugendliche. Die Arbeitsfeldbeschreibung lässt eine komplexe Tätigkeit erkennen, die ein Verantwortungsbewusstsein voraussetzt. Die Sozialarbeitenden müssen ein ausgeprägtes Maß an persönlichen Kompetenzen vorweisen sowie das fachlich benötigte Wissen besitzen. Die Anforderungen an die Sozialarbeitenden sind vielfältig und hoch. Sie müssen Situationsanalysen, Zielentwicklungen und Interventionsplanungen verständigungsorientiert, multiperspektivisch und revidierbar gestalten. Diese Vielfältigkeit an Erwartungen bestärkt Freudenbergs Vermutung, dass Burn-out vor allem im helfenden Bereich zu finden sei. Dies sind allerdings nur die Anforderungen durch die Profession. Hinzu kommen gesellschaftliche, ökonomische und wirtschaftliche Erwartungen, neben den Forderungen durch die Klientinnen und Klienten. Die verschiedenen und vielen Anforderungen erklären den Stress in der Sozialen Arbeit. Die im ersten Teil erarbeiteten Faktoren, welche ein Burn-out begünstigen, werden nun in der Sozialen Arbeit verortet. Die Arbeitsüberlastung (Faktor eins) in der Sozialen Arbeit scheint fast vorprogrammiert, in vielen Bereichen herrscht ein Fachkräftemangel, sodass Anliegen von Klientinnen und Klienten nicht zügig oder in großem Umfang bearbeitet werden können (Krüger 2018). Der nächste Faktor beschreibt den Zeitdruck (Faktor zwei). Im Bereich der Kinder- und Jugendhilfe bedarf es passender Zeitpunkte, um beispielsweise Angebote der mobilen Jugendarbeit entsprechend gewährleisten zu können. Gesetzte Termine dürfen, trotz umfangreichem Aufgabengebiet, nicht mit andern Pflichten kollidieren. Die Kinder- und Jugendhilfe muss Struktur bieten sowie ein vertrauensvolles Umfeld. Müssen viele Termine wahrgenommen werden oder stapelt sich die Arbeit auf dem Schreibtisch, so kommt es zu einem Zeitdruck. Auch unerreichbare sowie unrealistische Ziele (Faktor drei) sind in der Kinder- und Jugendarbeit zu beschreiben. Hier stellen verschiedene Institutionen unterschiedliche Anforderungen. Die Kinder und Jugendlichen sollen gefördert und sozial integriert werden, dies soll jedoch möglichst kostengünstig funktionieren, zeitnah und wenn es nach den Jugendlichen geht, auf besondere Weise gestaltet. Dies sind oftmals auch schwer vereinbare Erwartungen, die die Sozialarbeitenden dazu zwingen, sich unrealistische Ziele zu setzen beziehungsweise bekommen sie diese gesetzt. Fehlende Ressourcen, oftmals die Ressource Zeit, gestalten die Ziele so unerreichbar. Diese oft vorgegebenen Aufgaben führen zu einem Kontrollverlust (Faktor vier). Termine können nicht so gesetzt werden, wie sie den Sozialarbeitenden eventuell sinnvoll erscheinen, sondern so, wie sich die Zeit gerade anbietet. Das ist jedoch das Gegenteil von selbstgestalteter Arbeit. Auch der fünfte Faktor, die fehlende Wertschätzung (Faktor fünf), lässt sich in der sozialen Arbeit beschreiben. Die vielen Anforderungen führen dazu, dass Aufgaben nicht immer ideal umgesetzt werden können. Dies zieht eine Kritik an der Arbeitsweise der Sozialarbeitenden nach sich. Auch die Klientinnen und Klienten leiden darunter. Die Jugendlichen und Kinder können durch fehlende Zeit oder fehlendes Personal unzufrieden mit den Angeboten sein. Faktor Nummer sechs, der Mangel an Gemeinschaft (Faktor sechs), lässt sich nur bedingt beschreiben. In der mobilen Jugendarbeit, beispielsweise bei wöchentlichen Jugendtreffs, entsteht eine Gemeinschaft, sowohl unter den Jugendlichen untereinander als auch mit den Sozialarbeitenden. Werden nun jedoch regelmäßig Einzelberatungen angeboten, kommt es zu keiner Gemeinschaft. Die Sozialarbeitende beziehungsweise der Sozialarbeitende ist alleine mit der Aufgabe betraut. Es ist kein Geheimnis, dass Arbeitende der sozialen Arbeit vergleichsweise schlecht bezahlt werden (Albert 2006). Sie leisten trotzdem wertvolle Arbeit, der Staat ist auf den sozialen Bereich angewiesen. Mit Blick auf den finanziellen Aspekt scheint es somit an Fairness (Faktor sieben) in der sozialen Arbeit zu mangeln. Der Wertekonflikt (Faktor acht) stellt ebenfalls einen begünstigenden Burn-out-Faktor dar. Die Sozialarbeitenden widersprechen zwar nicht den eigenen Wertevorstellungen, jedoch der Art und Weise wie diese Werte zum Teil umgesetzt werden. Gründe hierfür sind, wie so oft, mangelnde zeitliche und finanzielle Ressourcen. Im sozialen Bereich fällt es schwer, klare Grenzen (Faktor neun) zwischen dem Berufs- und dem Privatleben zu ziehen. Die Geschichten und Erlebnisse von Kindern und Jugendlichen können die Sozialarbeitenden auch nach Feierabend begleiten. Da die Angestellten des sozialen Bereichs Anlaufstellen für ihre Klientinnen und Klienten darstellen, kann es auch zu Anrufen außerhalb der Arbeitszeit kommen.

Neun von neun Risikofaktoren lassen sich in der sozialen Arbeit beschreiben. Daraus lässt sich schließen, das Sozialarbeiterinnen und Sozialarbeiter nicht zu Unrecht vermehrt vom Burn-out-Syndrom betroffen sind.

4. Das Handwerk

Das Handwerk blickt auf eine lange, erfolgreiche und vor allem praktische Tradition zurück. Es stellt einen wesentlichen Teil des deutschen Mittelstandes dar. Das Handwerk nimmt als Wirtschafts- und Gesellschaftsgruppe einen großen Einfluss auf das öffentliche Leben. Es bietet ein breites Angebot an verschiedenen Waren und Dienstleistungen, welches vor allem durch eine hochwertige Qualität ausgezeichnet wird (ZDH 2021). Der nun folgende Abschnitt beschäftigt sich mit dem Aufbau und den Zugehörigkeiten zum Handwerk sowie dessen Ziele. Anhand dieser Darlegung können Ursachen für eine Burn-out-Erkrankung im Handwerk aufgewiesen werden.

4.1 Erklärung des Handwerks

Der Ursprung des Handwerks liegt bereits 5000 Jahre zurück. Vor der Entstehung des Handwerks gingen die Menschen allgemeinen Tätigkeiten nach, wie das Sammeln oder das Jagen. Sie bebauten ihr Land, hüteten das Vieh und stellten alles Lebensnotwendige selbst her. Jedoch gab es keine Spezialisierungen auf ein bestimmtes Gebiet, niemand spezialisierte sich auf eine einzige bestimmte Tätigkeit. Vor rund 5000 Jahren entdeckten die Bewohner Mesopotamiens die gute Bearbeitungsmöglichkeit von Bronze. Die erste Spezialisierung folgte: das Schmieden und Formen von Waffen stellte eine erste Arbeitsteilung dar und bot zusätzlich die Anfänge des Handelns. Es folgten weitere Handwerkszweige, ca. 3000 vor Christus. Zu den bereits existierenden Handwerksbereichen zählten damals die Schiffsbauer, Bäcker, Töpfer, Weber, Schuhmacher und Zimmerleute. Das Handwerk scheint somit eine der ersten Spezialisierungen der Menschheit zu sein (Medienwerkstatt 2006).

Heutzutage zählen in Deutschland mehr als 130 verschiedene Berufe aus unterschiedlichen Bereichen zum Handwerk. Das Handwerk besteht aus dem Bau und Ausbau, Metall und Elektro, Holz und Kunststoff, Bekleidungs-, Textil- und Lederhandwerk, Lebensmittelhandwerk, Gesundheits- und Körperpflegehandwerk sowie chemisches und Reinigungsgewerbe und das grafisch-gestaltende Handwerk (ZDH 2021). Das Handwerk stellt den Kern und einen wesentlichen Teil des Mittelstandes in Deutschland dar. Sowohl als Wirtschaftsgruppe sowie als Gesellschaftsgruppe nimmt dieser Berufsbereich einen Einfluss auf das öffentliche Leben. Hierbei spielt es keine Rolle, ob Privatverbraucher, die Industrie oder der Handel etwas bedürfen, das Handwerk bietet für alle Institutionen ein differenziertes Angebot verschiedener Waren und Dienstleistungen. Das Handwerk wird vor allem von individuell angebotenen Problemlösungen ausgemacht. Diese Leistungen werden tagtäglich mehrfach in Anspruch genommen. Um die 1.000.000 verschiedene Betriebe sind in das Verzeichnis der Handwerksrollen und in dem handwerksähnlichen Gewerbe eingetragen. In diesen Betrieben sind 5,58 Millionen Menschen angestellt, das macht 12 Prozent aller Erwerbstätigen in Deutschland (erwerbstätige Gesamtwirtschaft: 45,08 Millionen) aus (ZDH 2021). Die Handwerksbetriebe machen über ein Viertel des gesamten Betriebsbestandes aus. Welche Berufe sich zum Handwerk zählen dürfen wird über das Gesetz zur Ordnung des Handwerks (HwO) geregelt. Dieses trat am 24.September 1953 in Kraft. Die Handwerksordnung als einheitlich geregelte gesetzliche Grundlage sieht einen Befähigungsnachweis als Regelzugang vor. Der Nachweis wird über die Meisterprüfung erlangt und berechtigt ein stehendes Gewerbe zur Ausübung. Heute gibt es 53 zulassungspflichtige Handwerke, 42 zulassungsfreie Handwerke sowie 53 handwerksähnliche Gewerbe. Die Handwerksordnung und der oben genannte tragende Befähigungsgrundsatz gelten als das Grundgesetz des deutschen Handwerks. Die handwerkliche Selbstverwaltung bietet die Möglichkeit zum Wettbewerb der Leistungsfähigkeit sowie der Leistungskraft.

Die Ausbildung wird über ein duales System absolviert. Die meisten Auszubildenden beginnen diese Lehre mit einem abgeschlossenen Realschulabschluss. Ein Teil der Lehre findet durch die praktische Arbeit in einem Betrieb statt, die restliche Ausbildung erfolgt über den Besuch der Berufsschule. Nach drei oder dreieinhalb Jahren wird eine Gesellenprüfung abgelegt. Nach dieser kann der Meistertitel erlangt werden.

Seit 1998 ist die Zahl der Betriebsstände um über 250.000 gewachsen, es gibt somit immer mehr Betriebe, welche dem Handwerk zuzuordnen sind. Trotz allem ist die Anzahl an Beschäftigten in den Jahren nach 2004 gesunken. Damals waren es noch 5,9 Millionen Beschäftigte. Erst nach dem Jahr 2014 bekam diese Berufswelt einen Aufschwung, sodass die oben genannte Zahl von 5,58 Millionen zustande kommt (ZDH 2021).

4.2 Burn-out im Handwerk

Im Handwerk gibt es kein Burn-out, man kenne keinen Stress. So wird es zumindest von der Berufsgruppe selbst beschrieben. Die offizielle Anzahl der psychisch erkrankten Handwerker ist vergleichsweise geringer als zum Rest der Bevölkerung (Oberst 2017). Trotz allem betrifft das Burn-out-Syndrom immer mehr Handwerker. Der Druck der Branche zwingt immer mehr Beschäftigten das Leiden des Stresses auf, doch nur wenige bringen dies zur Sprache. Damit scheint das Burn-out –Phänomen viel mehr ein Tabuthema zu sein statt nicht vorhanden. Als Grund für die steigende Präsenz des Burn-outs im Handwerk wird die generelle Aufmerksamkeit gesehen, die dieser Thematik zukommt (Beutel 2017). Das Wissen über das Vorhandensein einer solchen Krankheit weckt das Gesprächsinteresse. In den letzten zehn Jahren kam das Thema vermehrt im Handwerk zur Sprache. Das Handwerk weist eine Besonderheit auf: die vielen Kleinbetriebe. Diese können aufgrund ihrer Größe nicht die Struktur eines Großbetriebs nachweisen, somit kommen viele verschiedene Aufgaben allein einer Person zu. Abläufe müssen geplant und strukturiert werden, es bedarf einer Arbeitseinteilung für die Angestellten des Betriebs. Die Buchhaltung wird von vielen Betrieben weitestgehend selbst vorgenommen. Personalgespräche oder –beratungen werden von keiner Personalabteilung übernommen, auch dieser Bereich muss mit abgedeckt werden. Zeitmanagement scheint der zentrale Punkt zu sein. Dem Chef eines Betriebs kommt zusätzlich die Aufgabe zu, für ein gesundes Arbeitsklima zu sorgen, um Mitarbeiterinnen und Mitarbeiter langfristig leistungsfähig zu erhalten (Kleinschmidt 2015). Probleme und Sorgen bezüglich einer Burn-out-Erkrankung müssen ansprechbar sein, diese Einstellung dazu wird ebenfalls von dem Chef vorgegeben. Selbstständige sind somit keineswegs geschützter vor einer möglichen Burn-out-Erkrankung, sie scheinen eher prädestiniert. Hinzu kommt der Druck, dass sowohl die eigene Existenz als auch die der Mitarbeiterinnen und Mitarbeiter an den eigenen Leistungen hängen (Oberst 2017).

Das Handwerk spürt ebenfalls die Auswirkungen der Digitalisierung. Trotz der Arbeit, welche nach wie vor von Hand erledigt wird, steht diese an. Es kommt neben dem Bestehen bekannter Erwartungen zu neuen Anforderungen. Neuerungen bei Geräten erfordern erweiterte technische Kenntnisse. Die Arbeitsprozesse können so optimiert werden, zumindest mit Blick auf die Geschwindigkeit. Verschiedene Daten können viel schneller weitergegeben werden, der Schreiner beziehungsweise die Schreinerin kann nach einer Kundenberatung alle relevanten Daten für ein Projekt eingeben. Diese werden direkt übermittelt, sodass in einem Planungsprogramm die Ausgestaltung zeitnah stattfinden kann. Es bedarf keiner aufwendigen Berechnungen mehr, um beispielsweise einen Schreibtisch zu skizzieren, verschiedene Programme übernehmen beziehungsweise unterstützen den Prozess (SolidWorks). Arbeitsabläufe funktionieren schneller, die Arbeitsmenge steigt und der Druck nimmt zu (Beutel 2017). So ist das Handwerk im Zuge der Digitalisierung ein Betroffener von Beschleunigungen jeder Art.

Eine Umfrage aus dem Jahr 2018 gibt an, dass 62% aller Befragten, welche eine schwer körperliche Tätigkeitsart ausüben, ihr eigenes Risiko an Burn-out zu erkranken mäßig bis hoch einschätzen (Radtke 2019). Diese Art der Tätigkeit lässt sich auch im Handwerk beschreiben. Somit sehen sich die Beschäftigten des Handwerks trotz der Aussage, keinen Stress zu kennen, selbst als gefährdet. Das belegt die Annahme, dass das Burn-out ein Tabuthema darstellt.

4.3 Erkrankungsfaktoren

Auch mit Blick auf das Handwerk gilt es, die Faktoren, welche sich stressbegünstigend auswirken, herauszuarbeiten und darin die Grundlage für eine mögliche Burn-out-Erkrankung zu sehen. Wie oben beschrieben (4.1 Das Handwerk), ist das Handwerk ein großer und umfassender Wirtschaftsbereich. Viele unterschiedliche Dienstleistungserbringer lassen sich zu diesem zählen. Wie bereits im Kapitel zum Burn-out in der Sozialen Arbeit (3.) geschehen, wird auch in diesem Teil zu Veranschaulichungszwecken lediglich mit einem Bereich des Handwerks gearbeitet. Gegenstand wird somit die Tischlerin beziehungsweise der Tischler (oder Schreiner*in) aus dem Holzgewerbe (Das Handwerk 2021). Um dem Rahmen dieser Hausarbeit gerecht zu werden, wird dabei lediglich auf die Angestellten eines Betriebs Bezug genommen. Der Chef eines solchen Betriebs ist aufgrund seiner Stellung und der damit einhergehenden Verantwortung als gefährdeter anzusehen. Dieser übernimmt zusätzlich zu der Ausübung der Tätigkeit als Schreinerin beziehungsweise Schreiner diverse betriebswirtschaftliche Aufgaben, welche jedoch nicht Gegenstand dieser Ausarbeitung sind. Die Tätigkeitsausübenden widmen sich üblicherweise der Ausgestaltung der Wohnräume. Diese Leistung fängt bei dem Bodenverlegen an, enthält weiterhin das Setzen von Türen, Fenstern und Rollläden und schließt in der Herstellung von individuellen Wohnmöbeln aus Holz beziehungsweise Holzwerkstoffen (Bundesagentur für Arbeit 2021).

Um die Risikofaktoren zur Entwicklung einer Burn-out-Erkrankung im Handwerk zu verorten, wird ebenfalls wieder Bezug auf die neun Faktoren nach Keck genommen (Keck 2019). Die ersten beiden Faktoren der Arbeitsüberlastung und des Zeitdrucks lassen sich im Zuge der

Digitalisierung in diesem Berufsbereich finden. Die beschriebene Angst, nicht mithalten zu können, nach Hartmut Rosas Beschleunigungstheorie, lässt sich auf diese Faktoren anwenden beziehungsweise übertragen (Rosa 2017). Laut Rosa besteht ein paradoxes Verhältnis zwischen der Ressource Zeit und der technischen Beschleunigung. Die technischen Neuerungen beziehungsweise die industrielle Revolution hat eine Massenproduktion unterschiedlicher Produkte möglich gemacht. Durch die vielen verschiedenen Optionen die der Menschheit schier grenzenlos zur Verfügung stehen, steigt das Bedürfnis nach einer ständigen Neuerung. Die Beschleunigung durch diverse technische Innovationen bringt jedoch auch einen Handlungszwang mit sich (Rosa 2017). Das Handwerk steht somit in einer Art Zugzwang. Es bedarf einer ständigen Aktualität, um das eigene Angebot am Wettbewerbsmarkt halten zu können. Daraus erschließt sich „die Angst des nicht Mithaltenkönnens", Arbeitsüberlastung und der Zeitdruck sind zwei wichtige Faktoren im Handwerk. Der Wettbewerb, in welchem sich verschiedene Bereiche des Handwerks, unter anderem auch die Schreinerin beziehungsweise der Schreiner, befinden, wirkt zusätzlich auf den Aspekt des Zeitdrucks ein. Angebote und Projekte müssen möglichst schnell erarbeitet werden, sodass sich der auftraggebende Kunde keinem schnelleren Anbieter zuwendet. Hartmut Rosa beschreibt das Phänomen des Burn-outs als eine mögliche Reaktion auf den „rasenden Stillstand", welcher im Zuge seiner Beschleunigungstheorie hervorgerufen wird (Rosa 2017).

Die weiteren Faktoren nach Keck lassen sich nur bedingt im Handwerk verorten (Keck 2019). Unerreichbare und unrealistische Ziele sind im Handwerk abhängig von äußeren Einflüssen. Dieser Aspekt richtet sich nach den Wünschen der Kundinnen und Kunden. Nicht alle Aufträge lassen sich realisieren. Dabei ist jedoch keiner Partei eine direkte Schuld zuzuweisen. Die Kundinnen und Kunden einer Schreinerei beauftragen diese, da Ihnen die Kompetenzen fehlen, ihre Ideen selbst umzusetzen. Sie sehen nicht den Rahmen der Möglichkeiten und wo dieser endet. Die gelernten Schreinerinnen und Schreiner werden somit in die Position gebracht, verschiedene Wünsche abzulehnen, da diese schlichtweg nicht umsetzbar sind. Ein weiterer Aspekt bei unrealistischen Zielen ist erneut die Ressource Zeit. Große Aufträge mit einem Zeitrahmen werden zur Herausforderung, wenn der Betrieb viele weitere solcher Aufträge annimmt beziehungsweise schon angenommen hat. Eine Schreinerei hat demnach mit unrealistischen, von außen vorgegebenen Zielen zu kämpfen, wenn die Kundinnen und Kunden spezielle Wünsche äußern, die aufgrund der Möglichkeiten nicht umsetzbar sind oder es an Zeit mangelt. Faktor vier nach Keck beschreibt den Kontrollverlust im Sinne einer mangelnden Einflussnahme-möglichkeit auf Arbeitsabläufe oder -aufgaben (Keck 2019). Da eine Schreinerei nach den Aufträgen, Vorgaben und Wünschen ihrer Kunden arbeitet, ist die Einflussnahme auf die Arbeitsabläufe im Betrieb selbst beschränkt. Zusätzlich gibt es jedoch jederzeit die Möglichkeit, einen Auftrag nicht anzunehmen. Ist dies jedoch nicht geschehen, so richtet sich der Betrieb nach der Erfüllung dieses Auftrags. Die meisten Betriebe haben mehrere Mitarbeiterinnen und Mitarbeiter, sodass Aufgaben unterschiedlich verteilt werden können. Wieviel Mitspracherecht den einzelnen Mitarbeiterinnen und Mitarbeitern in diesem Fall zusteht, obliegt dem Chef des Betriebs beziehungsweise der oder dem Beauftragten der Arbeitseinteilung. Die Einflussnahme auf Abläufe in der tatsächlichen Herstellung eines Produktes bleibt jedoch aus. Die Arbeitsschritte bei beispielsweise einem Stuhl werden im Großen und Ganzen gleichbleiben. Hierbei spielt es keine Rolle, ob zuerst die Rückenlehne oder ein Stuhlbein gefertigt wird. Zurechtschneiden und schleifen bleibt ein beständiger Ablauf in der Herstellung. Da diese „gleichen" Arbeitsabläufe jedoch wichtiger und fester Bestandteil eines Schreinereibetriebs sind, ist fraglich, ob dieser Faktor als Risiko gewertet werden kann. Klare, eindeutige und sich nicht verändernde Arbeitsschritte bieten Struktur, welche von den Beschäftigten bei ihrer Berufswahl gewünscht worden sein können. Ein direkter Kontrollverlust im Sinne eines Risikofaktors zur Entwicklung eines Burn-outs ist somit nicht zu beschreiben.

Fehlende Wertschätzung ist ein bekannter Begriff im Handwerk. Diese ist hierbei auf mehreren Ebenen zu beschreiben. Im Betrieb selbst ist die Wertschätzung abhängig vom Arbeitsklima und somit vom Chef des Betriebs. Die Schuld ist jedoch nur bedingt bei einem Chef zu sehen, die Probleme kommen ebenfalls aus der Wirtschaft und der Gesellschaft (Goeken 2019). Dem Handwerk allgemein fehlt es an Anerkennung. Im Jahr 2012 gab es über eine halbe Million mehr Studierende als Auszubildende, aus den vorhergegangenen Jahren ist eine steigende Tendenz zu erkennen (Grieß 2014). Daraus ist zu entnehmen, dass das Handwerk nicht attraktiv genug ist, um eine ernstzunehmende Alternative zu einem Studium zu bieten; hier fehlt es an Anerkennung. Zusätzlich ist die Bezahlung ein weiterer Faktor. Diese ist oftmals als nicht verhältnismäßig zu der harten Arbeit beziehungsweise der vielen Mehrarbeit zu sehen, welche geleistet wird, um den Anforderungen gerecht zu werden (Schömburg 2020). Die schlechte Bezahlung sorgte ebenfalls für fehlende Fachkräfte, welche im Handwerk benötigt würden. Der Faktor der fehlenden Wertschätzung spielt dementsprechend eine Rolle im Bereich des Handwerks.

Zusammenhalt und Gemeinschaft ist im Handwerk jedoch oft zu finden. Der Zusammenhalt ist sogar typisch und auszeichnend für das Handwerk, denn hier gilt: Der Erfolg eines Arbeitgebers ist auch immer abhängig vom Erfolg der Beschäftigten (Fröhlich 2017). Mit dieser Aussage ist ein gemeinschaftliches Arbeiten im Handwerk jedoch abhängig vom Arbeitgeber. Somit lässt sich nicht pauschal sagen, dass in handwerklichen Betrieben immer ein guter Zusammenhalt herrscht, dies ist abhängig vom Arbeitsklima. Das Gemeinschaftliche lässt sich jedoch nicht nur innerhalb eines einzelnen Betriebes beschreiben, sondern auch im Umgang verschiedener Betriebe untereinander. Der für die Arbeit gewählte Beruf der Schreinerin beziehungsweise der Beruf des Schreiners wird durch unterschiedliche Kooperationen mit anderen Handwerksberufen ausgemacht. Individuelle Möbel können auf Wunsch mit Spiegeln oder Beleuchtungen ausgestattet werden. Hier finden sich Bezüge zu anderen Gewerken, beispielsweise das Berufsbild des Elektrikers. Ebenso bei einer Hausrenovierung, welche von einer Architektin beziehungsweise einem Architekten in Auftrag gegeben werden kann. Hier arbeiten mehrere Handwerksbereiche zusammen, oftmals auch parallel, wenn es sich mit den Arbeitsabläufen vereinbaren lässt. Mangelnde Gemeinschaft lässt sich im Handwerk eher selten beschreiben, es bleibt somit ein Ausnahmefall und stellt keinen generellen Risikofaktor dar. Mangelnde Fairness wirkt sich ebenfalls begünstigend auf eine Burn-out-Entstehung aus. Im Handwerk ist die Fairness ähnlich der Wertschätzung zu sehen. Teils unterdurchschnittliche Bezahlungen unterstützen ein unfaires Arbeitsverhältnis. Durch die Weiterbildungsmöglichkeit zum Meister lassen sich verschiedene Aufgaben jedoch gerecht verteilen. So gibt es Meistertätigkeiten und Gesellentätigkeiten. Ein Erlangen des Meistertitels ist jedem freigestellt, sofern die Gesellenprüfung bestanden ist und eine finanzielle Unterstützung ist gesichert (Meisterschulen 1999). Ein Wertekonflikt ist in einem Schreinereibetrieb nicht zu beschreiben. Da bei der Herstellung von Möbeln keine moralische Einstellung gefordert ist, fällt dieser Faktor bei der Entstehung eines Burn-outs nicht ins Gewicht. Lediglich eine Führungsposition mit unangenehmen Aufgaben wie der Entlassung eines Angestellten kann in einen solchen Wertekonflikt geraten. Dieser Aspekt ist jedoch nicht im Umfang dieser Hausarbeit enthalten. Diese Ansicht gilt auch für den Faktor der unscharfen Grenze (Keck 2019). Mitarbeiterinnen beziehungsweise Mitarbeiter in Führungspositionen und der Chef eines Betriebes selbst können diese Grenze nicht so sorgsam ziehen wie Angestellte des Betriebs ohne Führungsposition. Eine Vermischung beider Lebenswelten Beruf und Arbeit findet jedoch statt, wenn Gesellen oder Meister sich im Privatbereich anbieten um mit ihren handwerklichen Fähigkeiten zu helfen. Dies geschieht beispielsweise beim Reparieren des Nachbarzauns oder bei der Beantwortung von Fragen bezüglich der besten Methode, um einen Stuhl zu reparieren. Die Berufswelt tritt nicht in den Privatbereich ein, der Privatbereich versucht sich lediglich am Wissen der Berufswelt zu bereichern.

5. Schluss

Die Beschreibungen der Sozialen Arbeit und des Handwerks haben deutlich gemacht, dass sich die Berufswelten deutlich voneinander unterscheiden. Trotzdem ist das Burn-out-Syndrom in beiden Bereichen zu finden. Somit bieten unterschiedliche Arbeitsfelder keine Garantie für eine Resilienz bezüglich einer psychischen Erkrankung. Eine Umfrage aus dem Jahr 2017 gibt an, dass Berufstätige im Bereich des Handwerks sich zu 4% einem hohen Erkrankungsrisiko ausgesetzt sehen, und jeweils 3% beschreiben ein mittleres und geringes Risiko (Kunst 2020). In der Sozialen Arbeit sehen sich 11% als besonders gefährdet an, 7% geben ein mittleres Risiko an und 6% ein niedriges Risiko potenziell an Burn-out zu erkranken (Kunst 2020). Diese Selbsteinschätzung der Befragten spiegelt sich auch in den tatsächlichen

Erkrankungen wider. Berufstätige im sozialarbeiterischen Bereich sind anfälliger, während das Syndrom im Handwerk seltener vertreten ist. Ausschlaggebend können hier die Faktoren sein, welche laut Keck die Entstehung eines Burn-outs begünstigen (Keck 2019). Im Bereich des Sozialen treffen neun von neun dieser Faktoren zu. Die Arbeitsbedingungen beziehungsweise die Ausgestaltung des Sektors der Kinder- und Jugendhilfe zwingt die Tätigen oftmals zu einer notwendigen Arbeitsüberlastung. Damit kommt automatisch der Zeitdruck einher, diese beiden Faktoren begünstigen sich gegenseitig. Zusätzlich ist durch das Arbeitsfeld nur bedingt gemeinsames Arbeiten möglich, sodass ein guter Zusammenhalt sich schwierig gestaltet. Unrealistische Ziele, Kontrollverlust bezüglich der Arbeitsgestaltung, fehlende Wertschätzung und mangelnde Fairness sind von außen durch die Politik, die Wirtschaft und die Gesellschaft vorgegeben. Durch diese äußeren Angaben bezüglich des Arbeitens kann es zu dem von Keck genannten Wertekonflikt kommen (Keck 2019). Besonders in der Sozialen Arbeit ist der Wertekonflikt ein wichtiger Faktor, da Aufgaben vorgegeben sind, die Erfüllung dieser jedoch nur in einem bedingten Rahmen möglich ist. Der ständige Kontakt mit Klientinnen und Klienten, welcher die Soziale Arbeit ausmacht, setzt moralische Wertevorstellungen voraus, um eine optimale Arbeit leisten zu können. Die Rahmenbedingungen der Sozialen Arbeit rufen in gewissen Situationen jedoch einen Widerspruch zwischen eigenen Vorstellungen und der tatsächlichen Arbeit hervor. So ist in der mobilen Jugendarbeit bei der Organisation eines Jugendtreffs beispielsweise die Ressource Zeit ein wichtiger Bestandteil. Da diese begrenzt ist, kann ein Jugendtreff nur an bestimmten Tagen angeboten werden. So ist es nicht möglich, auf Einzelne Rücksicht zu nehmen, wenn diese Termine nicht wahrnehmen können, würden andere Teilnehmerinnen und Teilnehmer behindert werden. Dies kann vorkommen, obwohl die eigene Moralvorstellung den Sozialarbeitenden gebietet, einem Jeden die Teilnahme zu ermöglichen. Dieser ständige Wunsch nach der Einbeziehung aller ist auch Grund für die unscharfen Grenzen zwischen der Arbeitswelt und dem Privatleben. Werden die Faktoren nach Keck im Handwerk, genauer im Holzgewerbe, verortet, so lassen sich drei der neun Faktoren eindeutig beschreiben und weitere drei in begrenzter Form. Somit sind nur etwa sechs Faktoren unzureichend zu finden. Zwei weitere Faktoren kommen hinzu, wenn Vorgesetzte als Untersuchungsgegenstand gesehen werden.

Der gesellschaftlichen Annahme, dass Burn-out vorwiegend den sozialen Bereich trifft, ist somit zuzustimmen. Die unterschiedlichen Risikofaktoren, die bei der Entstehung eines Burn-outs eine Rolle spielen, lassen sich vermehrt in der Sozialen Arbeit beschreiben. Dies lässt sich auf die Tätigkeiten zurückführen. Sozialarbeiterinnen und Sozialarbeiter investieren viel Zeit in die Arbeit mit ihren Klientinnen und Klienten. Im Bereich der Jugendhilfe, speziell bei einem Angebot für Jugendtreffs, entwickeln sich die Betroffenen jedoch weiter und suchen diese Möglichkeit irgendwann nicht mehr auf. Die zum Teil langjährige Arbeit bleibt so oftmals ohne wahrnehmbaren Erfolg, da die Tätigen eine positive Entwicklung nicht zwingend mitbekommen. Die Schreinerin beziehungsweise der Schreiner haben den Vorteil, dass ihre Arbeit zwangsläufig in einem materiellen und sichtbaren Ergebnis mündet. Die Arbeit ist somit direkt und offensichtlich mess- und bewertbar, ein Aspekt welcher in der sozialen Arbeit fehlt.

Die Erkrankung an einem Burn-out lässt sich in beiden Berufswelten trotz diverser Unterschiede begründen. Somit ist es auch als logisch zu erachten, dass das Syndrom sowohl im Handwerk als auch in der Sozialen Arbeit verzeichnet werden kann.

Literaturverzeichnis

Albert, M. (2006): *Die Ökonomisierung der Sozialen Arbeit.* VS Verlag für Sozialwissenschaften, Wiesbaden

Bäuerle, D. (1969): *Supervision in der Sozialpädagogik und Sozialarbeit. Neues beginnen.* 21 ff

Bibliographisches Institut Gmbh (2020): *Duden.*

Bundesagentur für Arbeit (2021): *Tischler/in.* Bundesagentur für Arbeit (BA), Nürnberg

Burisch, M. (2010): *Das Burnout-Syndrom.* Vierte Auflage. Springer Verlag, Heidelberg

Das Handwerk (2021): *Berufsprofile.* Deutscher Handwerkskammertag e.V.

Elsässer, J., Sauer, K. E. (2013): *Burnout in sozialen Berufen: Öffentliche Wahrnehmung, persönliche Betroffenheit, professioneller Umgang.* Centaurus Verlag & Media UG, Freiburg

Erath, P., Balkow, K. (2016): *Einführung in die Soziale Arbeit.* Kohlhammer Verlag,

Farber, B.A. (2000): *Introduction: Understanding and treating burnout in a changing culture.* Journal of Clinical Psychology 2000, 56: 589-594

Freudenberg, H.J. (1974): *Staff burn-out.*

Freudenberg, H.J. (1982): *Counseling and dynamics: Treating the end-stage person.* In: Jones, J.W. (ed.) (1982): *The burnout syndrome.* Park Ridge, III: London House Press

Hillert, A. (2012): *Wie wird Burn-out behandelt?* In: Bundesgesundheitsblatt (2012): *Bundesgesundheitsblatt - Gesundheitsforschung – Gesundheitsschutz* 2. Springer Verlag

Jaggi, F. (2019): *Burnout praxisnah.* Lehmanns Verlag

Kaschka, W.P., Korczak, D., Broich, K. (2011): *Modediagnose Burn-Out*. Erschienen in: Deutsches Ärzteblatt, Jg. 108, Heft 46, S.781-787

Keck, M. E. (2019): *Burnout*. 2. Auflage.

Koch, U., Broich, K. (2012): *Das Burn-out-Syndrom*. Springer

Korczak, D., Kister, C., Huber, B. (2010): *Differentialdiagnostik des Burnout-Syndroms*. DIMDI, Köln

Krüger, K. (2018): *Herausforderung Fachkräftemangel. Erfahrungen, Diagnosen und Vorschläge für die effektive Personalrekrutierung*. Springer, Gabler

Lövelt, K. (2013): *Burnout - Die Entwicklung einer ausgebrannten Gesellschaft.: Modediagnose oder ein ernstzunehmendes Problem?* Epubli, Kaiserslautern

MacNeill, D. (1982): *The relationship of occupational stress to burnout*. In: Jones, J.W. (ed.) (1982): *The burnout syndrome*. Park Ridge, III: London House Press

Medienwerkstatt Mühlacker Verlagsgesellschaft mbH (2006): *Der Ursprung des Handwerks*. Mühlacker

Neckel, S. (2013): *Burnout. Das gesellschaftliche Leid der Erschöpfung*. In: Neckel, S., Wagner, G. (Hg.) (2013): *Leistung und Erschöpfung. Burnout in der Wettbewerbsgesellschaft*. Suhrkamp, Berlin

Oberst, B. (2017): *Burn-out im Handwerk: Die Geschichte des Jan Kempf*. In: Deutsche Handwerks Zeitung DHZ

Pfeiffer, T. (2019): *Arbeitsschutz. Burn-out als Krankheit anerkannt. Stress am Arbeitsplatz*. Hannover

Rosa, H. (2017): *Beschleunigung: Die Veränderung der Zeitstruktur in der Moderne*. Suhrkamp Verlag

Schmidbauer, W. (2012): *Die gelassene Art, Ziele zu erreichen! Abschied vom Erfolgszwang*. Kreuz, Freiburg, S.159

SolidWorks, Dassault Systèmes (1995): *3D-CAD-Programm*. Frankreich

Vodenik, C. (2012): *Analyse des Zusammenhangs zwischen Burnout und Engagement im Beruf*. Wien.

World Health Organization (2019): *Burn-out ein „berufliches Phänomen": Internationale Klassifikation von Krankheiten*.

Zentralverband des Deutschen Handwerks e.V. (2021): *Das Handwerk*. Berlin

Zito, D., Martin, E. (2021): *Selbstfürsorge und Schutz vor eigenen Belastungen für Soziale Berufe.* Beltz-Juventa/Weinheim-Basel

Internetquellenverzeichnis

Beutel, D. (2017): *Darum geraten Handwerker in die Burn-out-Falle.* Frankfurter Neue Presse
Besucht am 05.02.2021
https://www.fnp.de/frankfurt/extratipp/burn-out-handwerker-stress-falle-8523931.html#:~:text=Burn%2Dout%20ist%20im%20Handwerk,Branche%20immer%20noch%20ein%20Tabuthema.

Fröhlich, R. (2017): *Appell an stärkeren Zusammenhalt.* In: Handwerksblatt (2021): *Betriebsführung.* Besucht am 17.02.2021
https://www.handwerksblatt.de/betriebsfuehrung/appell-an-staerkeren-zusammenhalt

Goeken, M. (2019): *Das Handwerk braucht Wertschätzung.* In: Kolping Bildung Paderborn (2021)
Besucht am 15.02.2021
https://www.kolping-bildung-paderborn.de/Herzlich-willkommen/%C2%84Das-Handwerk-braucht-Wertschaetzung%C2%93.html

Grieß, A. (2014): Deutlich mehr Studierende als Auszubildene. In: Statista (2021): *Infografiken.*
Besucht am 17.02.2021
https://de-statista-com.pxz.iubh.de:8443/infografik/1887/zahl-der-studierenden-und-auszubildenden/

Kleinschmidt, C. (2015): *Stressbewältigung für Betriebe. In drei Schritten aus der Burnout-Falle.* In: Handwerk (2021)
Besucht am 13.02.2021
https://www.handwerk.com/archiv/in-drei-schritten-aus-der-burnout-falle-150-64-84501.html

Kunst, A. (2020): *Umfrage zu Branchenzugehörigkeit und Burn-out-Risiko in Deutschland 2017.* In: Statista (2021).
Besucht am 17.02.2021
https://de-statista-

com.pxz.iubh.de:8443/statistik/daten/studie/667195/umfrage/umfrage-zu-
branchenzugehoerigkeit-und-burn-out-risiko-in-deutschland/

Meisterschulen (1999): *Aufstiegs-BAföG – Allgemeine Info.*
Besucht am 17.02.2021
https://www.meisterschulen.de/aufstiegs-bafoeg

Radtke, R. (2019): *Umfrage zum eigenen Burnout-Risiko nach Tätigkeitsbereich im Jahr
2018.* Ïn: Statista (2021)
Besucht am 12.02.2021
https://de-statista-
com.pxz.iubh.de:8443/statistik/daten/studie/942727/umfrage/umfrage-zum-eigenen-
burnout-risiko-nach-taetigkeitsbereich/

Radtke, R. (2020): *Berufsgruppen mit den meisten Fehltagen aufgrund von Burn-out-
Erkrankungen 2018.* In: Statista (2021)
Besucht am 24.01.2021
https://de.statista.com/statistik/daten/studie/239672/umfrage/berufsgruppen-mit-den-
meisten-fehltagen-durch-burn-out-erkrankungen/

Schömburg, J. (2020): *Große Lohnunterschiede: Das verdienen Handwerker in
Engpassberufen.* In: deutsche-handwerks-zeitung (2021): *Politik + Wirtschaft.*
Besucht am 15.02.2021
https://www.deutsche-handwerks-zeitung.de/grosse-lohnunterschiede-das-verdienen-
handwerker-in-
engpassberufen/150/3094/399259?gclid=EAIaIQobChMIt6nZ6tTu7gIVjrt3Ch35ewAJ
EAAYASAAEgJI1fD_BwE

Sudahl, M. (2010): *Handwerker: Ausgebrannt und am Ende?* In: Handwerksblatt (2021)
Besucht am 11.02.2021
https://www.handwerksblatt.de/betriebsfuehrung/handwerker-ausgebrannt-und-am-
ende

BEI GRIN MACHT SICH IHR WISSEN BEZAHLT

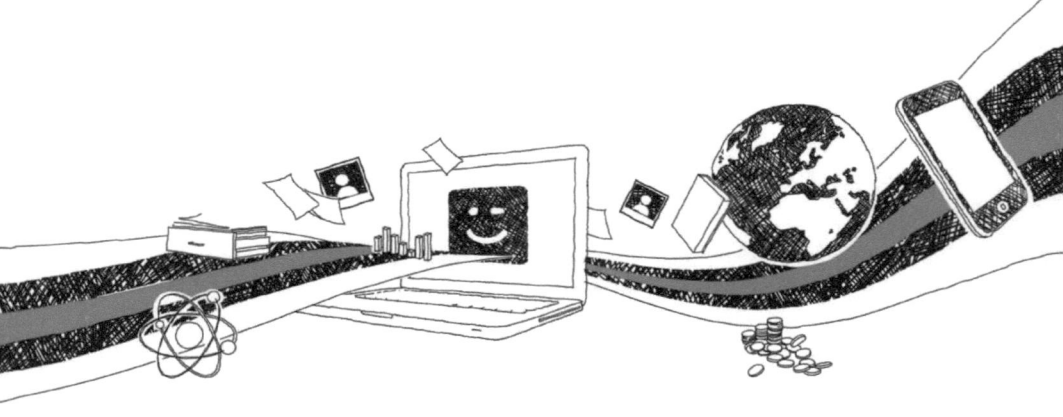

- Wir veröffentlichen Ihre Hausarbeit,
  Bachelor- und Masterarbeit

- Ihr eigenes eBook und Buch -
  weltweit in allen wichtigen Shops

- Verdienen Sie an jedem Verkauf

Jetzt bei www.GRIN.com hochladen
und kostenlos publizieren

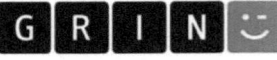